DIKSHA MAURYA
ANUPAMA MAHENDRA
SANJAY GUPTA

CIRURGIA ÓSSEA PIEZOELÉCTRICA

DIKSHA MAURYA
ANUPAMA MAHENDRA
SANJAY GUPTA

CIRURGIA ÓSSEA PIEZOELÉCTRICA

Uma nova era de precisão na cirurgia óssea periodontal

ScienciaScripts

Cover image: www.ingimage.com

This book is a translation from the original published under ISBN 978-3-659-19760-4.

Publisher:
Sciencia Scripts
is a trademark of
Dodo Books Indian Ocean Ltd. and OmniScriptum S.R.L publishing group

120 High Road, East Finchley, London, N2 9ED, United Kingdom
Str. Armeneasca 28/1, office 1, Chisinau MD-2012, Republic of Moldova, Europe
Managing Directors: Ieva Konstantinova, Victoria Ursu
info@omniscriptum.com

Printed at: see last page
ISBN: 978-620-8-53173-7

ÍNDICE

INTRODUÇÃO

Nas últimas décadas, tem havido um rápido desenvolvimento de várias técnicas cirúrgicas dentárias, evoluindo para um mundo de medicina dentária sem dor.[18] A periodontite é uma doença crónica da cavidade oral que afecta milhões de pessoas em todo o mundo. A periodontite é uma doença inflamatória dos tecidos periodontais caracterizada por uma perda de suporte dos dentes afectados, especificamente das fibras do ligamento periodontal e do osso em que se inserem. As modalidades de tratamento da periodontite consistem em métodos cirúrgicos e não cirúrgicos. Os métodos cirúrgicos de tratamento do osso afetado incluem modalidades ressectivas e regenerativas[40].

Várias técnicas de diagnóstico por imagem, como a ultrassonografia, a tomografia computorizada de feixe cónico, os LASERS, os implantes, a microcirurgia e a nanotecnologia tornaram a medicina dentária na vanguarda do campo médico. Tradicionalmente, a cirurgia óssea tem sido realizada com instrumentos manuais (cinzel, osteótomo ou martelo) ou vários equipamentos motorizados que podem ser alimentados por pressão de ar ou energia eléctrica[23]. Os instrumentos manuais oferecem um bom controlo quando utilizados para remover pequenas quantidades de osso em áreas com mineralização relativamente menos densa. No entanto, os instrumentos manuais são difíceis de controlar na manipulação do osso, particularmente quando são necessárias osteotomias precisas. Os instrumentos motorizados transformam a energia eléctrica ou pneumática em ação mecânica de corte, utilizando o bordo afiado de brocas ou lâminas de serra. Estes instrumentos geram uma quantidade significativa de calor na zona de corte que deve ser minimizada através de irrigação com água. [15]

É apresentada uma nova técnica cirúrgica baseada na aplicação inovadora do princípio da vibração ultra-sónica piezoeléctrica com uma vasta gama de aplicações em medicina dentária e periodontia. A piezocirurgia é uma nova e moderna técnica de cirurgia óssea para Periodontologia e Implantologia. [6]

A piezocirurgia é uma técnica relativamente nova para osteotomia e osteoplastia que utiliza vibração ultra-sónica. O dispositivo de piezocirurgia é essencialmente uma máquina de ultra-sons com frequência modulada e uma gama de vibração da ponta controlada[26]

Os ultra-sons, como fenómeno, têm sido utilizados na medicina para cortar tecidos por diferentes disciplinas durante muitos anos. Atualmente, a utilização de ultra-sons de potência está a tornar-se muito popular no campo da medicina dentária. Na década de 1980, o uso de dispositivos que empregavam ultra-sons era bem conhecido para a cirurgia odontostomatológica. As primeiras tentativas de utilização de equipamentos ultra-sônicos em cirurgia óssea mostraram bons resultados na fase de corte, mas não tinham força suficiente para a realização de osteotomia na presença de osso altamente mineralizado ou com espessura superior a 1mm. A aplicação repetida destes instrumentos tinha efeito no corte, mas estava associada a um aumento excessivo da temperatura, com risco de necrose óssea subsequente.[26]

O dispositivo é composto por um transdutor ultrassónico piezoelétrico de ponta mecanizado por um gerador ultrassónico competente para acionar uma gama de inserções de corte ressonantes, uma peça de mão e um interrutor de pé ligado à unidade principal que fornece energia e tem suportes para a peça de mão e fluidos de irrigação. Contém uma bomba peristáltica para arrefecimento com um jato de solução que descarrega das pastilhas e também ajuda a remover os resíduos da área de corte. O aparelho possui um painel de controlo com um visor digital para definir a potência e a modulação da frequência. Também tem várias pontas de ferramentas autoclaváveis chamadas inserções, que são revestidas de titânio ou diamante em vários graus e se movem por microvibrações criadas na peça de mão piezoeléctrica. Este dispositivo é amplamente utilizado em medicina dentária para várias aplicações, tais como o alisamento radicular, a remoção de depósitos e manchas supra e subgengivais dos dentes, o alongamento da coroa, a extração atraumática de dentes, o aumento do rebordo, a elevação do pavimento sinusal, a colheita de enxertos ósseos, a lateralização do nervo alveolar inferior, a cirurgia de implantes e a expansão do rebordo[18].

A ultra-sónica é um ramo da acústica que lida com vibrações sonoras a frequências acima do nível audível, ou seja, >20 kHz, em que sónico é uma onda de ultra-sons de alta amplitude produzida por três métodos diferentes, tais como a) Método Mecânico (até 100 kHz) b) Método Magnetostático (25 kHz) c) 25-50 kHz - Efeito piezoelétrico. Em aplicações dentárias, a frequência ultra-sónica varia tipicamente entre 24 e 36 kHz e é capaz de cortar tecido mineralizado.[40]

O dispositivo de piezocirurgia é utilizado para desenvolver uma arquitetura positiva e fisiológica de suporte ósseo para os dentes envolvidos. O dispositivo pode ser utilizado para o desbridamento dos tecidos moles após uma incisão através do periósteo retido para remover o retalho secundário. Pode ser utilizado para desbridar o campo de tecido mole residual e para a raspagem da superfície radicular para garantir a remoção completa do cálculo, mudando para uma ponta fina e cónica e ajustando a definição de potência. [39]

O dispositivo permite uma remoção precisa do osso, minimizando o risco de lesão das superfícies radiculares subjacentes. O alisamento das superfícies radiculares e das margens ósseas com uma inserção ultra-sónica específica resulta num campo limpo com uma arquitetura óssea ideal, pronta para o encerramento do retalho. Também pode ser utilizado para reparar um defeito periodontal infra-ósseo com enxerto ósseo. A preparação do local do implante, a remoção do implante, a colheita de osso, o enxerto ósseo e a elevação do seio maxilar podem ser efectuados com muito menos trauma nos tecidos moles.[39]

ANTECEDENTES HISTÓRICOS

A palavra "piezo" deriva da palavra grega piezein, que significa "apertar com força, espremer". "Foi **Pierre Curie** quem descobriu em **1880** a piezoeletricidade, fenómeno que deu origem à piezocirurgia, desenvolvida em meados do século XX.[35]

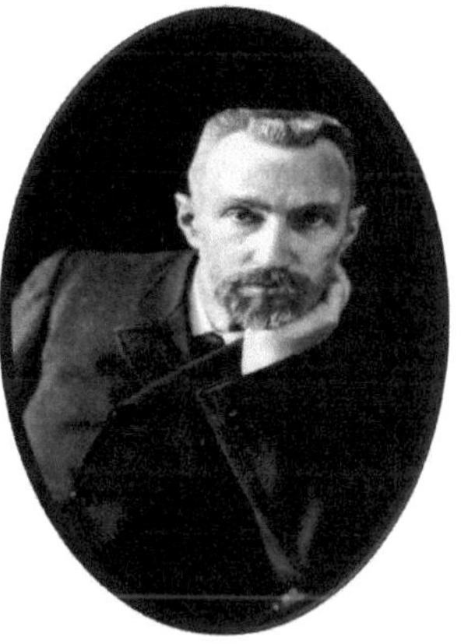

FIG 1. PIERRE CURIE

A piezoeletricidade encontra-se em alguns cristais que, quando sujeitos a cargas mecânicas, adquirem polarização eléctrica. O dispositivo é constituído por um transdutor de ultra-sons piezoelétrico alimentado por um gerador de ultra-sons, capaz de acionar uma gama de inserções de corte especialmente concebidas para o efeito[2]. O instrumento utilizado para o corte ultrassónico do osso cria micro-vibrações que são causadas pelo efeito piezoelétrico, descrito pela primeira vez pelos físicos franceses **Pierre Curie** e **Marie Curie**, em **1880**. Foram as primeiras pessoas que mencionaram que no efeito piezoelétrico direto certos cristais produzem corrente eléctrica quando submetidos a uma pressão mecânica[18].

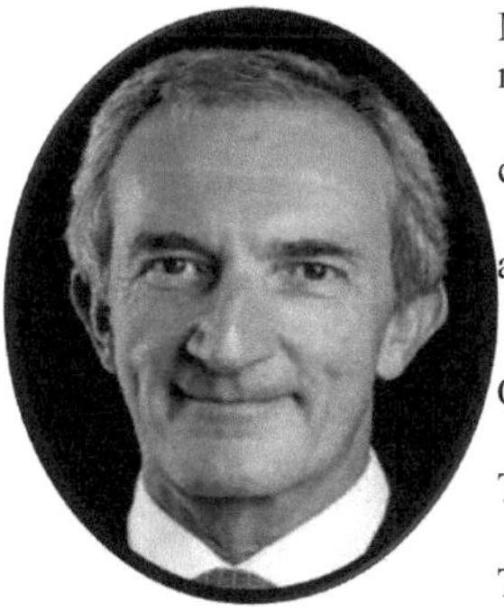

O conceito de Piezocirurgia foi fundado pelo médico italiano **Tomaso Vercellotti** e desenvolvido pela **Mectron Medical Technology**.

FIG 2. TOMASO VERCELLOTTI

O Dr. Tomaso Vercellotti, um periodontista italiano, sentiu a necessidade de alterar os procedimentos de cirurgia óssea para tornar os resultados mais previsíveis, melhorar a cicatrização, minimizar o trauma e fornecer maior segurança para os doentes. [15]

Em **1881, Gabriel Lippmann** descobriu o efeito piezoelétrico inverso[18].

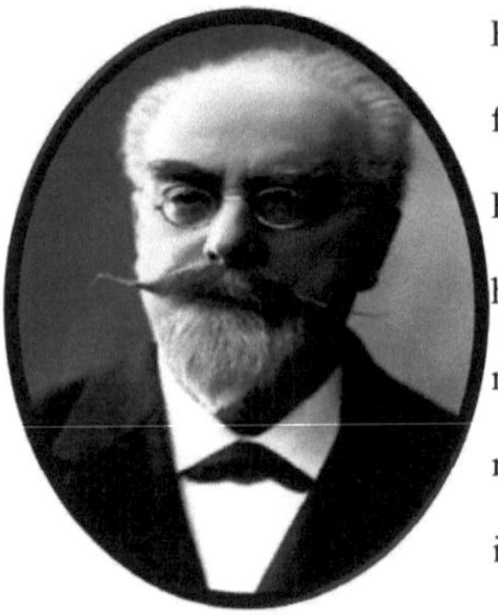

FIG 3. GABRIEL LIPPMANN

Em **1927**, **Wood e Loomis** explicaram os impactos físicos e biológicos das ondas sonoras de alta frequência. Em 1950, **Pohlman** utilizou os ultra-sons em tecidos humanos para tratar mialgias e dores neuropáticas. No mesmo ano, **Maintz** demonstrou um efeito benéfico na regeneração e cicatrização óssea. Em **1952**, **Blamuth** introduziu um aparelho de ultra-sons que foi utilizado em medicina dentária para o tratamento de cavidades preparação. **Catuna** foi a primeira pessoa a utilizar os ultra-sons no campo da medicina dentária, especificamente para a preparação de cavidades dentárias. Isto resultou na introdução de instrumentos rotativos de alta velocidade. Em **1955**, **Zinner** introduziu os primeiros scalers ultra-sónicos em procedimentos periodontais. **Richman MJ** foi o primeiro a divulgar a utilização cirúrgica de um cinzel ultrassónico sem pasta para remover osso e ressecar raízes em apicoectomias em **1957**. **Mcfall TA** et al, em **1961**, avaliaram a distinção da cicatrização comparando instrumentos rotativos e lâminas de bisturi oscilantes e verificaram uma cicatrização lenta sem complicações graves com a utilização destas lâminas de bisturi.

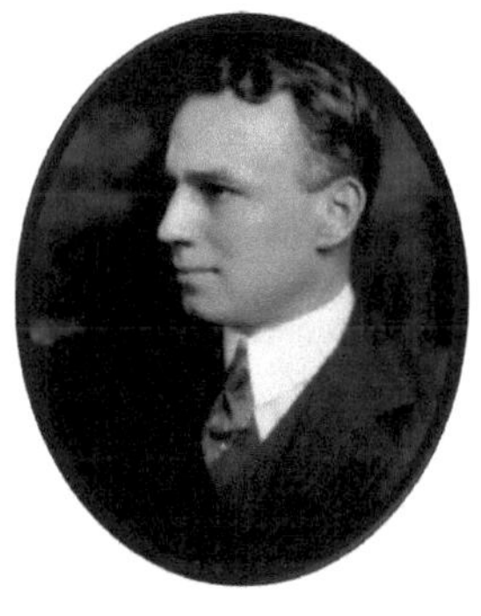

FIG 4. TEAR DE ALFRED LEE

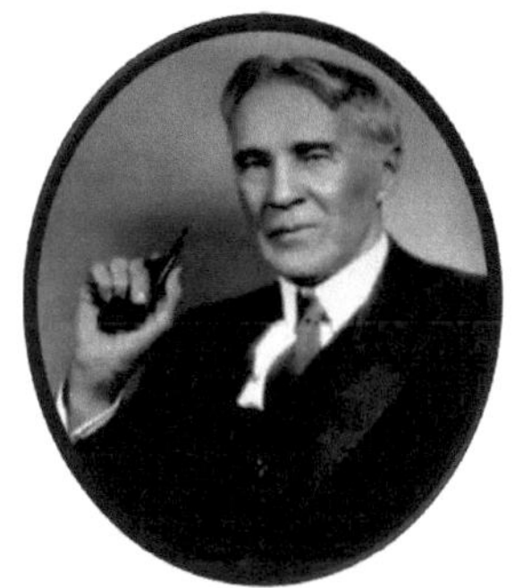

FIG 5. ROBERT W WOOD

Horton JE et al, em **1980**, os dispositivos ultra-sónicos melhoram a regeneração óssea.

Em **1997, Vercellotti** foi o primeiro a introduzir a utilização de um dispositivo ultrassónico para ablação equipado com uma inserção afiada, como uma lâmina de bisturi, para realizar uma osteotomia peri-radicular para extrair uma raiz anquilosada de um canino superior. Em **2000, Vercellotti et al.** renovaram a abordagem para a cirurgia de proteção de nervos e tecidos moles para ultrapassar as limitações dos instrumentos tradicionais na cirurgia óssea oral. Foi relatado pela primeira vez para cirurgia pré-protética, expansão da crista alveolar e enxerto de seio. **A Mectron** desenvolveu a primeira geração de dispositivos de piezocirurgia em **2000**. Vercellotti et al desenvolveram um dispositivo adequado para o trabalho de rotina em cirurgia oral que substituiu os instrumentos de osteotomia convencionais em **2001**. As primeiras cirurgias de elevação do seio maxilar e de enxerto de blocos ósseos utilizando a piezocirurgia foram efectuadas em **2001** e **2002**.

Em **2003**, Vercellotti utilizou a piezocirurgia em estudos com animais para comparar o seu impacto traumático com o da cirurgia ortopédica tradicional e referiu que permite cortes mais precisos e uma visão mais clara do campo operatório. Esta tecnologia tem sido utilizada comercialmente na Europa.

Desde **2000**. Em **2004**, a Mectron introduziu a segunda geração de dispositivos de piezocirurgia. A osteotomia ultra-sónica foi utilizada para deslocar o nervo alveolar inferior (IAN) por **Bovi em 2005**. No mesmo ano, a primeira preparação do local do implante foi realizada com um dispositivo piezocirúrgico. No mesmo ano, a US Food and Drug Administration alargou a utilização de ultra-sons em medicina dentária para abranger cirurgias ósseas. Em **2006, Hoigne et al**. realizaram a primeira osteotomia por ultra-sons em cirurgia da mão. O dispositivo piezocirúrgico de terceira geração foi introduzido em **2009** e **Happe A.**[23] apresentou uma técnica limpa e precisa de colheita de enxertos ósseos do ramo mandibular.

FILOSOFIA DA CIRURGIA ÓSSEA PIEZOELÉCTRICA

A filosofia subjacente ao desenvolvimento da Cirurgia Óssea Piezoeléctrica baseia-se em dois conceitos fundamentais da microcirurgia óssea.

1) A primeira é a cirurgia minimamente invasiva, que melhora a cicatrização dos tecidos e reduz o desconforto para o doente. A quantidade de dor e inchaço pós-operatórios é sempre muito menor do que com as técnicas tradicionais.

2) O segundo conceito é a previsibilidade cirúrgica, que aumenta a eficácia do tratamento. Com efeito, a facilidade de controlo do instrumento durante a operação, associada à redução da hemorragia, à precisão do corte e à excelente cicatrização dos tecidos, permite otimizar os resultados cirúrgicos, mesmo nos casos anatómicos mais complexos.[6]

FIG 6. PIEZOHANDPIECE

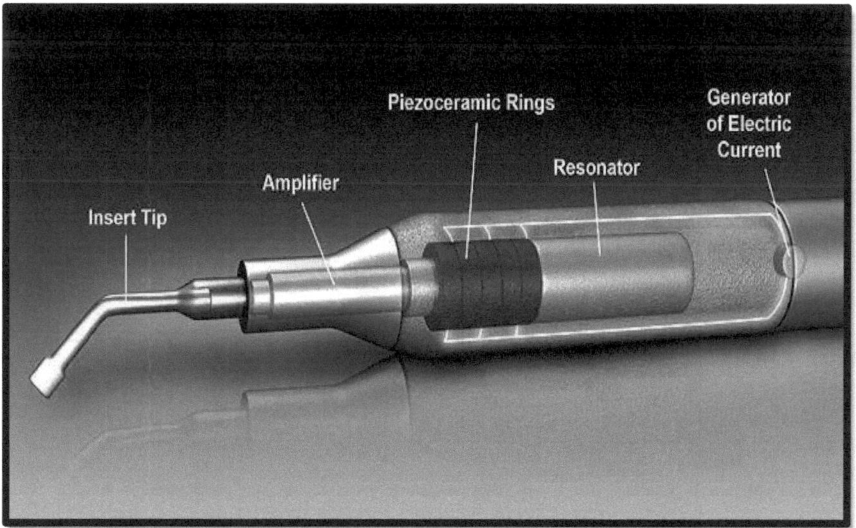

PRINCÍPIO

O efeito piezoelétrico consiste na criação de uma tensão eléctrica em alguns cristais, tais como o **quartzo, o sal de Rochelle e os materiais cerâmicos**, aos quais é posteriormente aplicada uma pressão mecânica. O material em questão expande-se e depois contrai-se, dando origem a uma vibração ultra-sónica. Também conhecida como "**eletrificação por pressão**", foi definida pelo termo "**piezo**", derivado de "**piezein**", que significa pressão em grego. O dispositivo de piezocirurgia é essencialmente uma máquina de ultra-sons com frequência modulada e uma gama de vibração da ponta controlada. A frequência ultra-sónica é modulada de 10, 30 e **60 ciclos/s (Hz) a 29 KHz**. A baixa frequência permite o corte de estruturas mineralizadas e não de tecidos moles. A potência pode ser ajustada de **2,8 a 16 W**, com definições de potência predefinidas para vários tipos de densidade óssea. A ponta de piezocirurgia vibra numa gama de **60-200 mm**, o que permite um corte limpo com incisões precisas.

Devido à deformação causada pela corrente eléctrica, é produzido um movimento de corte e martelagem na ponta do instrumento. Estes micro movimentos situam-se na gama de frequências **de 25 a 29 kHz** e, dependendo da pastilha, com amplitude de **60 a 210 µm.**

Desta forma, apenas o tecido mineralizado é cortado de forma selectiva. O tecido neurovascular e outros tecidos moles só seriam cortados por uma frequência superior a **50 kHz**[15]

MECANISMO DO EFEITO PIEZOELÉCTRICO

Na década de 1950, os cientistas descobriram que também existe um efeito piezoelétrico nos tecidos biológicos e, na década de 1980, os cientistas utilizaram pela primeira vez materiais piezoeléctricos como opção para materiais de implantes ósseos. O efeito piezoelétrico divide-se em efeito piezoelétrico direto e efeito piezoelétrico inverso. O efeito piezoelétrico direto refere-se à força mecânica aplicada ao material que leva à polarização do dipolo na carga eléctrica que é gerada quando a força é aplicada aos cristais de quartzo e ao sal de Rochelle. Na década de 1950, os cientistas descobriram que também existe um efeito piezoelétrico nos tecidos biológicos e, na década de 1980, os cientistas utilizaram pela primeira vez materiais piezoeléctricos como opção para materiais de implantes ósseos. O efeito piezoelétrico divide-se em efeito piezoelétrico direto e efeito piezoelétrico inverso. O efeito piezoelétrico direto refere-se à força mecânica aplicada ao material que leva à polarização do momento de dipolo no interior do material para gerar cargas eléctricas, enquanto o efeito piezoelétrico inverso se refere à deformação mecânica do próprio material sob a ação do campo elétrico.

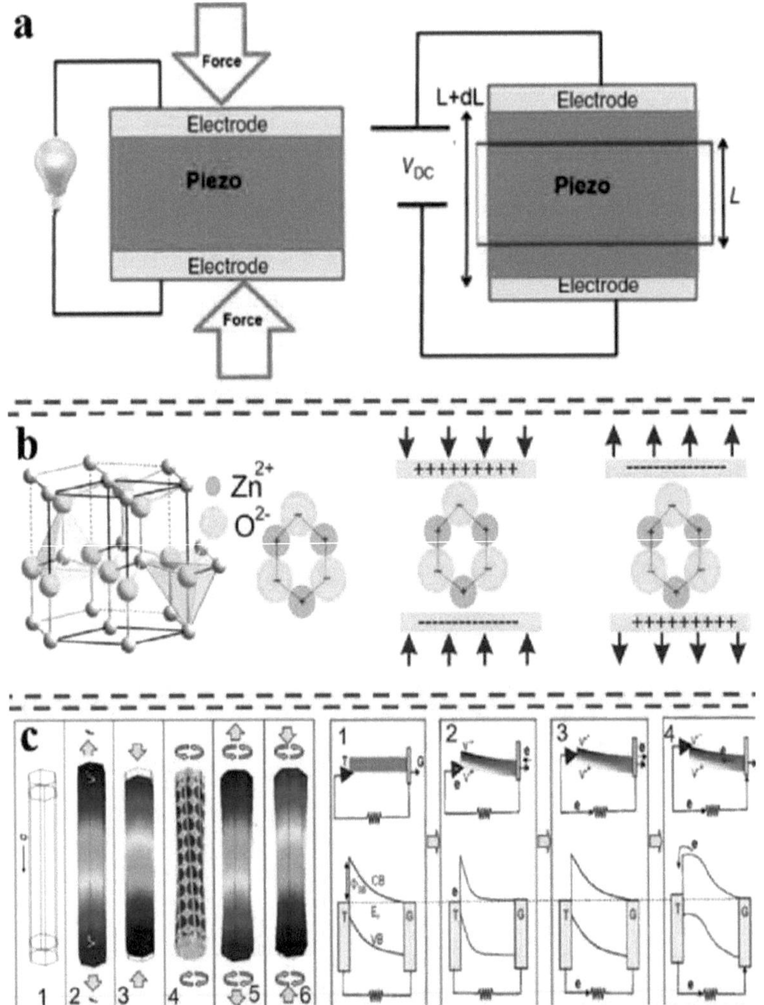

Fig. 7 (a) Efeitos piezoeléctricos diretos e inversos (b) Modelo estrutural de ZnO wurtzite, com o potencial piezoelétrico em modo de compressão e tração (c) Distribuição do potencial piezoelétrico em nanofios de ZnO (esquerda 1-6) e diagramas de bandas em nanogeradores (direita 1-4) .

A polarização é gerada pela polarização corona e pela polarização térmica: **a polarização térmica** pode ser polarizada em óleo/líquido e também pode ser polarizada no ar, o que é geralmente utilizado para a polarização de materiais biológicos para evitar a poluição. Além disso, o valor da tensão e da temperatura depende do próprio material e do grau de polarização do alvo. O dij (constante piezoeléctrica) é utilizado para caraterizar as propriedades piezoeléctricas dos materiais piezoeléctricos: o seu valor refere-se à quantidade de carga gerada quando é aplicada tensão ao material, ou à tensão mecânica gerada sob um campo elétrico unitário. O subscrito "i" refere-se à direção de polarização do momento de dipolo, ou à direção do campo elétrico aplicado; o subscrito "j" refere-se à direção em que é gerada a deformação ou aplicada a tensão. O material piezoelétrico mais clássico é o óxido de zinco (ZnO). A estrutura de wurtzite do ZnO apresenta muitos tetraedros com vértices de Zn2+ e O2- empilhados paralela e alternadamente. Quando nenhuma força externa está presente, os seus centros de carga positiva e negativa são coincidentes. No entanto, na presença de uma força externa, os seus centros de carga positiva e negativa tornam-se dipolos que podem gerar um potencial piezoelétrico. A relação entre o potencial piezoelétrico e a corrente de saída de um nanogerador piezoelétrico quando a ponta de microscopia de força atómica (T) empurra da extremidade inferior da superfície dos nanofios de ZnO (NWs) para o topo, fazendo com que os electrões fluam no circuito, resultando numa saída de corrente.[35]

EFEITOS DA PEIZOCIRURGIA NOS TECIDOS

Os efeitos da peizocirurgia são semelhantes aos dos ultra-sons:

1. **Efeitos térmicos:** À medida que uma onda de ultra-sons atravessa os tecidos, a sua energia é reduzida e dissipada sob a forma de calor, levando a uma elevação da temperatura dos tecidos.

2. **Cavitação:** A atividade cavitacional é um espetro contínuo de atividade de bolhas num meio líquido.

A energia gerada dentro destas bolhas pode resultar em ondas de choque ou campos de cisalhamento hidrodinâmicos que podem romper os tecidos biológicos. A cavitação pode resultar num efeito trombogénico e causar a lise dos eritrócitos e das plaquetas, reduzindo assim a hemorragia.[6]

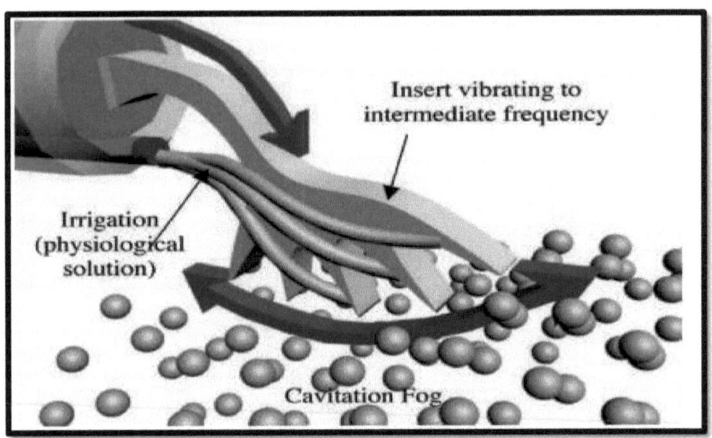

FIG. 8 Efeito de cavitação

3. **Microstreaming acústico:** A pulsação rápida e cíclica do volume de uma bolha de gás resulta na formação de um padrão complexo de fluxo estável no líquido próximo da

superfície da bolha. Os gradientes devidos à taxa de variação da velocidade produzirão grandes tensões de cisalhamento hidrodinâmicas perto do objeto oscilante (ou seja, sonda ou bolha de gás) que podem perturbar ou danificar células ou tecidos biológicos.

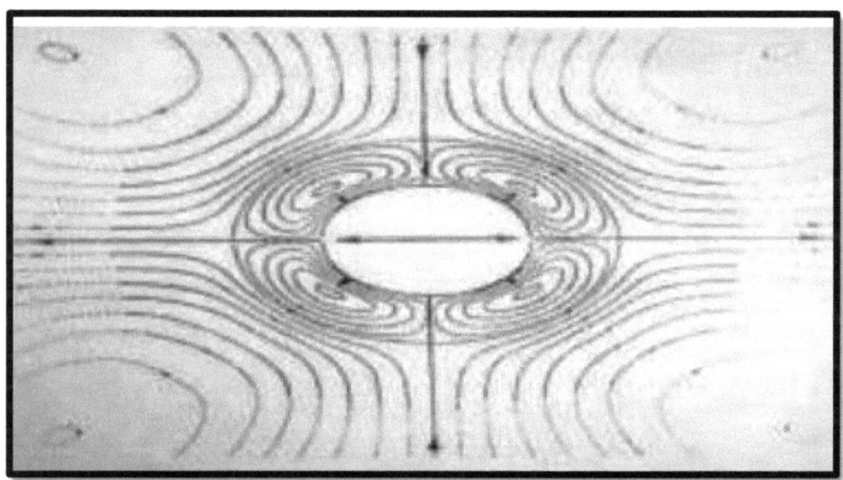

FIG. 9 Previsão teórica do campo de microfluxo acústico gerado em torno de um sólido Cilindro oscilante num fluido estacionário

4. **Efeitos químicos (Sonoquímicos):** Quando a cavitação ultra-sónica (semelhante à radiação ionizante) actua sobre soluções aquosas de certos compostos, incluindo ar dissolvido, oxigénio e azoto, os radicais livres produzidos devido à decomposição das moléculas de água reagem com estes compostos ou gases.

5. **Forças de radiação:** Qualquer meio ou objeto no caminho de um feixe ultrassónico está sujeito a uma força de radiação, que tende a empurrar o material na direção da onda que se propaga.

CARACTERÍSTICAS DOS INSTRUMENTOS CIRÚRGICOS DE PIEZOCIRURGIA

A unidade de piezocirurgia é composta pelo corpo principal, ativado por um pedal, uma pega e um número de inserções com diferentes formas, dependendo da necessidade cirúrgica.

Corpo principal

O corpo principal tem um visor, um touchpad eletrónico, uma bomba peristáltica, um suporte para a pega e outro para segurar o saco que contém o fluido de irrigação.

O painel tátil interativo tem quatro teclas que permitem selecionar o modo de funcionamento, o programa específico e o fluxo do líquido de arrefecimento. Cada comando é apresentado no ecrã. Existem dois modos de funcionamento principais: **a. Modo Osso b. Modo Raiz.** As vibrações geradas pela seleção do modo raiz são caracterizadas por uma potência ultra-sónica média sem sobremodulação de frequência[15].

Dois programas diferentes:

Programa ENDO: um nível limitado de potência fornecido pela aplicação de uma tensão eléctrica reduzida ao transdutor, que gera uma oscilação de inserção de alguns microns. Estas microvibrações mecânicas são óptimas para lavar a parte apical do canal radicular na cirurgia endodôntica.

Programa PERIO: um nível intermédio de potência entre o programa endo e o programa ósseo. A onda ultra-sónica é transmitida através do transdutor de forma sinusoidal contínua caracterizada por uma frequência igual à frequência de ressonância da inserção utilizada.

Modo BONE: As vibrações geradas pela seleção do modo ósseo são caracterizadas da seguinte forma: **potência ultra-sónica extremamente elevada em comparação com o**

modo raiz. O seu desempenho é monitorizado através de vários controlos sofisticados de software e hardware. A sobremodulação de frequência confere às vibrações mecânicas ultra-sónicas a sua natureza única para cortar diferentes tipos de osso. A seleção recomendada é: -

Qualidade 1: para cortar o osso cortical ou o osso esponjoso de alta densidade. -

Qualidade 3: para cortar osso esponjoso de baixa densidade.

Programa especial: foi concebido com um nível de potência padrão ligeiramente inferior ao dos programas para ossos e é caracterizado pela mesma frequência de sobremodulação. O programa especial é dedicado a uma série limitada de inserções cirúrgicas que são particularmente finas e delicadas. Estes últimos são recomendados apenas para cirurgiões com experiência em piezocirurgia e que pretendam um corte extremamente fino e eficaz.

Cabo: A ação de corte baseia-se na geração de ondas ultra-sónicas por discos cerâmicos piezoeléctricos no seu interior. Estes discos cerâmicos são submetidos a um campo elétrico produzido por um gerador externo e variam o seu volume para gerar vibrações ultra-sónicas. Estas são canalizadas para o amplificador, que as transmite para a extremidade afiada do punho. A inserção é apertada com uma chave especial para o efeito. Desta forma, obtém-se o mais elevado grau de eficácia no corte e na duração das pastilhas.

Insertos: O design e as caraterísticas de todos os insertos utilizados na cirurgia óssea piezoeléctrica foram concebidos e desenvolvidos pela **Mectron Medical Technology**. O protótipo de cada inserto específico foi desenvolvido para satisfazer as necessidades clínicas específicas de cada técnica cirúrgica. Os insertos foram definidos e organizados de acordo com um sistema de classificação duplo, tendo em consideração factores morfológicos-funcionais e clínicos. Este sistema ajuda a compreender as caraterísticas de corte e as instruções clínicas de cada inserção.[15]

MODELO PIEZOELÉCTRICO BÁSICO

Os dispositivos piezoeléctricos são normalmente constituídos por um dispositivo de mão (peça de mão), uma unidade de base e um pedal. Existem inserções de diferentes formas que correspondem a diferentes aplicações e que podem ser aparafusadas na peça de mão.

PEÇAS

Unidade: A unidade é composta por **peça de mão, interrutor de pé, ultra-sons, controlo, bancada dinamométrica e bomba peristáltica.**

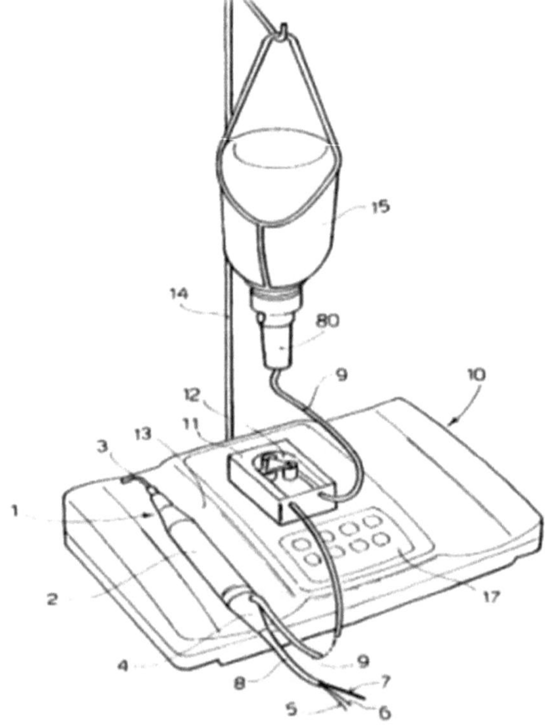

FIG. 10 VISTA AXONOMÉTRICA DO DISPOSITIVO CIRÚRGICO

1. Peça de mão constituída por um corpo,
2. Forma cilíndrica para uma fácil aderência,
3. Ponta de forma adequada,
4. Conector externo,
5. Cabo de alimentação eléctrica,
6. Cabo de alimentação eléctrica,
7. Primeiro tubo de alimentação hidráulica,
8. Bainha à volta da primeira alimentação hidráulica,
9. Segunda alimentação hidráulica,
10. Consola que recebe a alimentação eléctrica da rede,
11. Bomba peristáltica ligada à segunda alimentação hidráulica,
12. Rotor que controla a velocidade de rotação,
13. Caixa na qual a peça de mão está posicionada,
14. Barra de suporte do contentor,
15. Frasco ou saco contendo líquido esterilizado,
16. Teclado de controlo.
17. Saída.

CLASSIFICAÇÃO MORFOLÓGICA-FUNCIONAL[6]

A descrição morfológica define as propriedades estruturais da pastilha, enquanto a descrição funcional descreve as caraterísticas de corte:

□ Afiado - Cortante

□ Revestido a diamante - Abrasivo
□ Arredondado - Alisamento

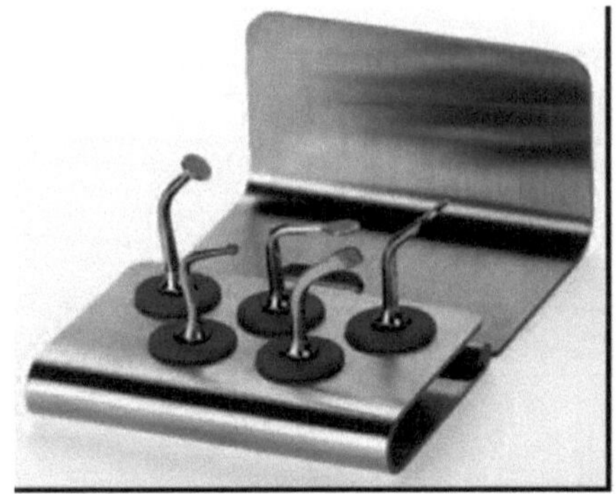
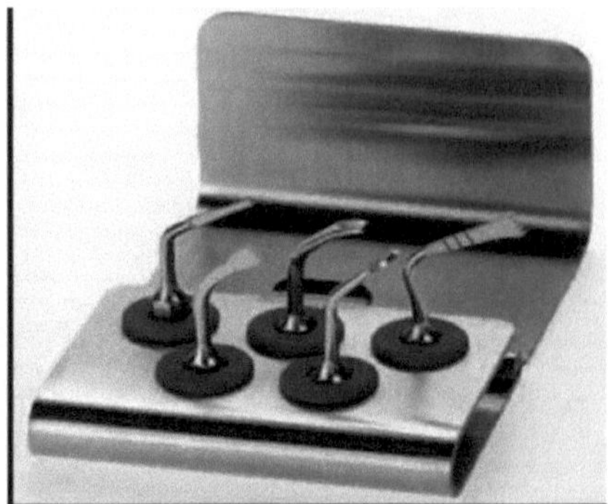

FIG. 11 DIFERENTES INSERÇÕES PIEZOCIRÚRGICAS.

TIPOS DE INSTRUMENTOS PIEZOELÉCTRICOS[6]

Instrumentos afiados: O bordo afiado dos instrumentos permite um tratamento suave e eficaz das estruturas ósseas, como na osteotomia, na preparação do local do implante, nas técnicas de osteoplastia ou na recolha de fragmentos de osso.

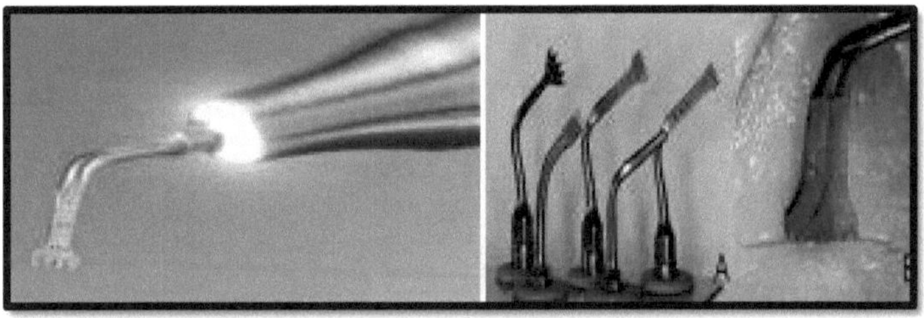

FIG. 12 PONTAS AFIADAS

Instrumentos de alisamento: Os instrumentos de alisamento têm superfícies de diamante que permitem um trabalho preciso e controlado estruturas ósseas. É possível a preparação de uma janela sinusal ou o acesso a um nervo.

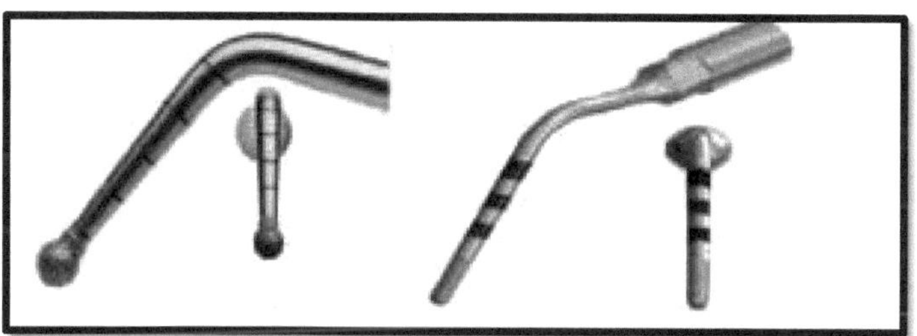

FIG. 13 PONTAS DE ALISAMENTO

Instrumentos sem corte: São utilizados para preparar os tecidos moles. Para elevar a membrana de Schneiders ou para lateralizar os nervos. Em periodontologia, estas pontas são utilizadas para o planeamento radicular.

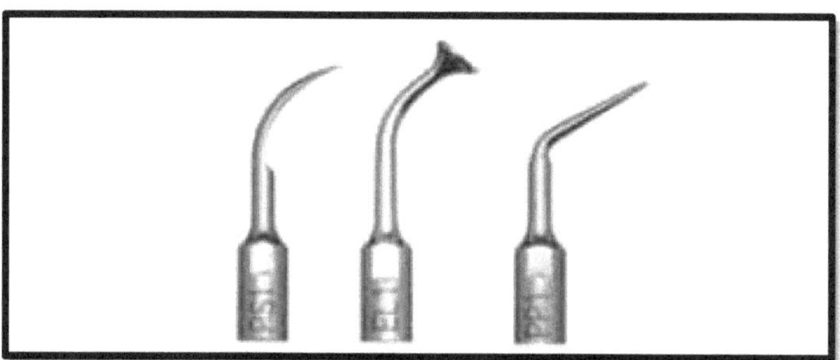

FIG. 14 INSTRUMENTOS ROMBOS

CORES DOS INSTRUMENTOS[6,18]

Ouro: Para todos os instrumentos utilizados no tratamento de ossos. A cor dourada do instrumento é obtida através da aplicação de um revestimento de nitreto de titânio para melhorar a dureza da superfície, o que significa uma vida útil mais longa.

FIG. 15 INSERÇÕES DOURADAS

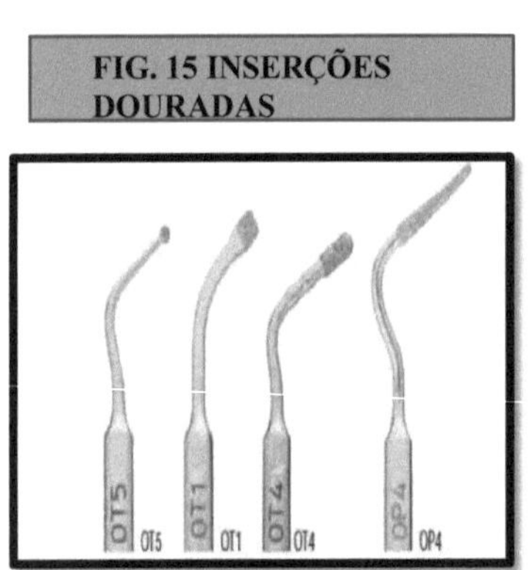

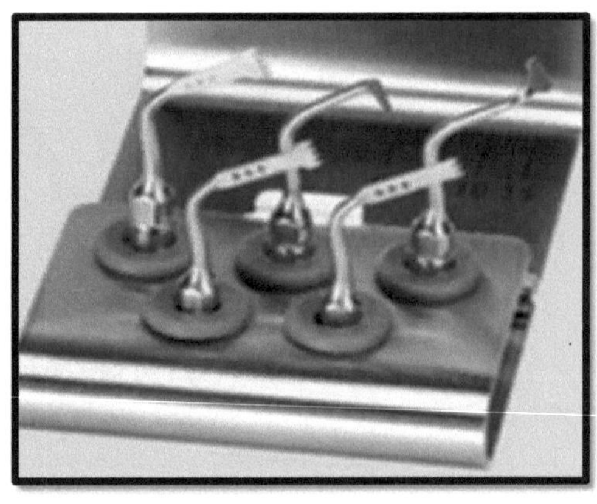

Aço: Para todos os instrumentos utilizados para tratar tecidos moles ou superfícies delicadas, como as raízes dos dentes.

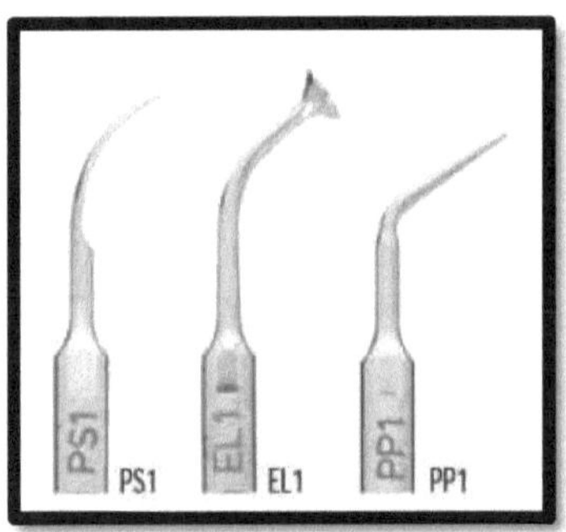

FIG. 15 INSERÇÕES DE AÇO

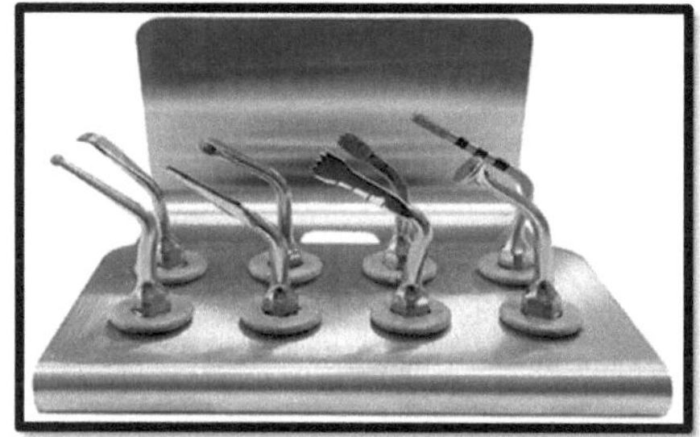

CLASSIFICAÇÃO CLÍNICA

A classificação clínica classifica as pastilhas (cortantes, abrasivas, alisadoras) segundo a técnica cirúrgica de base: osteotomia, osteoplastia, extração.

1. Osteotomia ***(OT)- OT1 - OT2 - OT3 - OT4 - OT5 - OT6 - OT7 - OT7S4 - OT7S3 - OT8R/L***

2. Osteoplastia ***(OP)- OP1 - OP2 - OP3 - OP4 - OP5 - OP6 - OP7***

3. Extração ***(EX)- EX1 - EX2 - EX3***

4. Preparação do local do implante ***(IM)- IM1 (OP5) - IM2A- IM2P - OT4 - IM3A- IM3P***

5. Cirurgia periodontal - ***PS2-OP5-OP3-OP3A- Pp1***

6. Cirurgia endodôntica - ***OP3-PS2-EN1-EN2-OP7***

7. Elevação do seio - ***OP3-OT1 (Op5)- EL1 - EL2 - EL3***

8. Expansão de cumeeira - ***OT7 - OT7S4 - OP5 (IM1) - IM2 - OT4 - Im3***

9. Enxerto ósseo - ***OT7 - OT7S4 - OP1 - Op5***

10. Microcirurgia ortodôntica - ***OT7S4 - OT7S3***

Os insertos para as técnicas básicas de osteotomia, osteoplastia e extração são utilizados em combinação entre si e com insertos específicos no protocolo cirúrgico para cada técnica.[6]

QUADRO 1. PONTAS DE INSERÇÃO DE ACORDO COM AS SUAS INDICAÇÕES

Indication	Standard tips	Optional tips
Sinus lift technique-crestal approach	IM1SP, IM2P, OT9, CS1, PIN IM1, PIN 2-2.4	
Sinus lift technique- Lateral approach	OP3, OT1, EL1	OT1A, OT5, OT5A, OT5B, EL2, EL3
Implant site preparation	IM1S, IM2A, IM3A, IM4A, IM2P, IM3P, IM4P, OT4, P2-3, P3-4	IM1AL, IM2A-15, IM3A-15, IM2P-15, IM3P-15, PINS
Mini dental implant site preparation	IM1S, MDI1.9, MDI2.2, MDI2.5	
Ridge expansion	OT7, OT4, OP5	OT2, OT7A, OT7S-4, OT7S-3, OT7-20
Block bone grafting	OT7, OP5, OT8R, OT8L	OT6, OT7A, OT7S-4, OT7S-3, OT7-20
Bone chip grafting	OP3, OP1	OP2, OP3A
Osteotomy close to nerves	OT1, OT5	OT9
Corticotomy technique	OT2, OT7, OT7A, OT7S-4, OT7S-3, OT7-20	
Other periodontal surgeries	PS2, OP5, OP3,PP1	PS1, PS6, PP10, PP11,PP12, OP2, OP3A, OP4, OP6, OP6A, ICP+IC1

TIPOS DE KITS UTILIZADOS

Kit básico para osteotomia, osteoplastia, extração, expansão do rebordo. Kit de elevação do seio maxilar para a preparação da janela óssea, separação e elevação da membrana do seio maxilar[6].

NÍVEIS DE POTÊNCIA

Modo baixo: Indicado para limpeza endocanalar apical em cirurgia ortodôntica.

Modo alto: Útil para limpar e alisar a superfície radicular.

Modo impulsionado: Indicado na cirurgia óssea, necessário na realização de osteotomia e osteoplastia.[15]

EFEITOS BIOLÓGICOS NO CORTE ÓSSEO POR UM DISPOSITIVO PIEZOELÉCTRICO

Os efeitos dos instrumentos mecânicos sobre a estrutura do osso e a viabilidade das células são importantes na cirurgia regenerativa. Temperaturas relativamente altas, aplicadas mesmo por um curto período de tempo, são perigosas para as células e causam necrose do tecido. Têm sido realizados vários estudos sobre o efeito da cirurgia piezoeléctrica no osso e na viabilidade das células. Recentemente, o osso autólogo que tinha sido colhido por diferentes métodos (broca redonda em peça de mão de baixa e alta velocidade, broca de implante em espiral em peça de mão de baixa velocidade, raspador seguro, cinzel de ação posterior Rhodes, alicate rongeur, osso em forma de goiva

cinzel, e cirurgia piezoeléctrica) foi examinada usando microfotografia e análise histomorfométrica que avaliou o tamanho das partículas, a percentagem de osso vital e necrótico, e o número de osteócitos por unidade de área de superfície. Os resultados mostraram que os melhores métodos para a extração de osso vital são: cinzel ósseo em forma de goiva, ação dorsal, extração em bloco, alicate rongeur e cirurgia piezoeléctrica. Confirmou estudos anteriores sobre os efeitos dos dispositivos piezoeléctricos na morfologia da lasca e na viabilidade celular durante a colheita de lascas de osso. O osso que foi colhido com uma broca redonda em peças de mão de baixa e alta velocidade, uma broca de implante em espiral , ou raspadores seguros, não é adequado para enxerto devido à ausência de osteócitos e à predominância de osso não vital.[6]

CARATERÍSTICAS DISTINTIVAS DA CIRURGIA PIEZOELÉCTRICA

1) CAVITAÇÃO 2) FORMAÇÃO DE BOLHAS

3) ULTRA MENSAGEM 4) ELECTRICIDADE E ACELERAÇÃO 5) CALOR

MÉTODO DE UTILIZAÇÃO:

A peça de mão pode ser equipada com diferentes pontas para osteoplastia, osteotomia, separação de tecido mole do osso e corte de osso. Quando comparado com as micro-serras oscilantes, o movimento da ponta do bisturi Piezosurgery é muito pequeno. O corte é mais preciso e causa menos desconforto para o paciente. Ao utilizar micro-serras convencionais, o médico tem de aplicar um certo grau de pressão. Pelo contrário, o dispositivo Piezosurgery necessita apenas de uma pressão muito pequena, o que permite um corte altamente preciso. Demasiada pressão limita o movimento da ponta e é gerado calor. Mais potência aumenta a capacidade de corte, mas o dispositivo requer pontas mais grossas, o que provoca cortes mais espessos e imprecisos. A potência de 5 W é o compromisso ideal entre velocidade e precisão. As pontas piezocirúrgicas foram desenvolvidas para várias aplicações cirúrgicas. A largura e a espessura da ponta variam de acordo com a densidade do osso que está a ser operado e com os ajustes na potência utilizada.[6]

FUNCIONAMENTO DO DISPOSITIVO

O aparelho pode ser utilizado da seguinte forma:

A alimentação eléctrica proveniente da rede de alimentação eléctrica **(21)** é enviada para uma fonte de alimentação **(22)** situada no interior da consola **(10)**. A fonte de alimentação **(22)** fornece energia eléctrica à unidade de microprocessador **(20)**, a uma fase de potência **(23)** e a uma unidade de controlo **(24)** da bomba peristáltica **(11)**. O nível de potência **(23)** é capaz de gerar uma corrente de saída e um sinal de tensão adequados para alimentar a peça de mão **(1)**. A unidade de controlo **(24)** da bomba peristáltica **(11)** emite um sinal de controlo para operar o rotor **(12)** da bomba peristáltica **(11)** de modo a alimentar o fluido estéril do recipiente **(15)** para a peça de mão **(1)**. O teclado **(17)** gera sinais de controlo S1 para a entrada da unidade de microprocessador **(20)**. A unidade de microprocessador **(20)**, com base nos sinais de controlo **(S1)** recebidos, envia sinais de controlo de saída **(S2)** e **(S3)** respetivamente para o nível de potência **(23)** e para a unidade de controlo **(24)** da bomba peristáltica **(11)**. O nível de potência **(23)**, com base no sinal de controlo **(S2)** recebido, envia a alimentação eléctrica para a peça de mão **(1)**. A unidade de controlo **(24)** da bomba peristáltica **(11)**, com base no sinal de controlo **(S3)** recebido, regula a velocidade do rotor **(12)** da bomba peristáltica **(11)**.

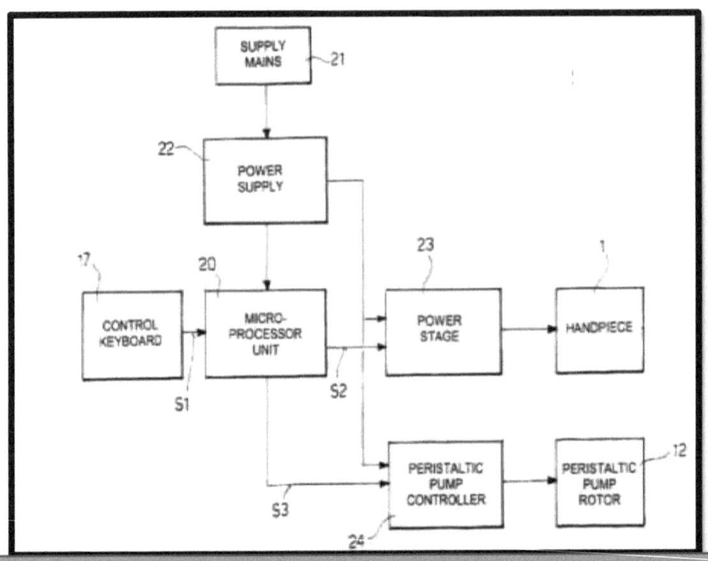

FIG. 17 DIAGRAMA DE BLOCOS QUE ILUSTRA O FUNCIONAMENTO DO DISPOSITIVO CIRÚRGICO DE ACORDO COM A INVENÇÃO

ESTUDOS COM PIEZOCIRURGIA EM PERIODONTIA

O enxerto com bloco ósseo intra-oral é uma boa forma de reconstruir e sempre horizontal e verticalmente

reabsorção óssea em futuros locais de implante.

-Taxa de perturação da membrana nesta série de 100 casos consecutivos utilizando o sistema piezoelétrico

foi reduzida para 7% com a instrumentação rotativa.

A piezocirurgia revelou-se um instrumento eficaz em intervenções que exigem uma poupança significativa

do tecido ósseo, extrema precisão no corte e respeito dos tecidos moles.

Cirurgia piezoeléctrica oral e craniomaxilo-facial no que diz respeito à proteção dos sujeitos humanos e

conflitos financeiros.

-A piezocirurgia evita lesões cerebrais: Um estudo experimental num novo modelo de rato mostrou que a piezocirurgia é um método seguro para a realização de osteotomia em estreita relação com tecidos moles, incluindo um tecido extremamente sensível e lesionado, como o cérebro.

-Aumento do pavimento sinusal com uma técnica hidropneumática: Um estudo retrospetivo: O uso de balão hidropneumático para a elevação da membrana sinusal é uma nova técnica para o procedimento de aumento. De facto, a invasividade gradual da inflamação do balão e a preparação atraumática da membrana do pavimento do seio são previsíveis e seguras. A curva de aprendizagem relativamente curta desta abordagem ao seio maxilar permite a sua utilização na prática privada.

-A colheita de osso com dispositivo piezoelétrico também sugeriu que se utilizasse uma abordagem padrão ao osso parietal com um retalho bicoronal ou uma incisão na área temporoparietal. Uma frequência de oscilação de 25 a 30 kHz é utilizada para osteotomizar o osso parietal.

- Osteotomia piezocirúrgica para colheita de enxerto ósseo intra-oral em bloco - um procedimento previsível.

- Osteotomia eléctrica na cirurgia da mão: a primeira experiência com uma nova técnica sugeriu uma precisão

procedimento.

- Resposta óssea após terapia de ressecção com piezocirurgia; Um instrumento piezoelétrico que vibra na gama de frequências ultra-sónicas foi investigado quanto à sua potencial utilização na terapia de ressecção periodontal.[40]

APLICAÇÕES DA CIRURGIA PIEZOELÉCTRICA

PROCEDIMENTOS DENTO-ALVEOLARES

A utilização da piezocirurgia tem vantagens em procedimentos que requerem uma preparação meticulosa de um pequeno osso ou de um pedaço de um dente: por exemplo, a secção de um dente ou a remoção de um pedaço de um dente do siso partido que tenha uma relação estreita com uma estrutura anatómica importante. [1,6]

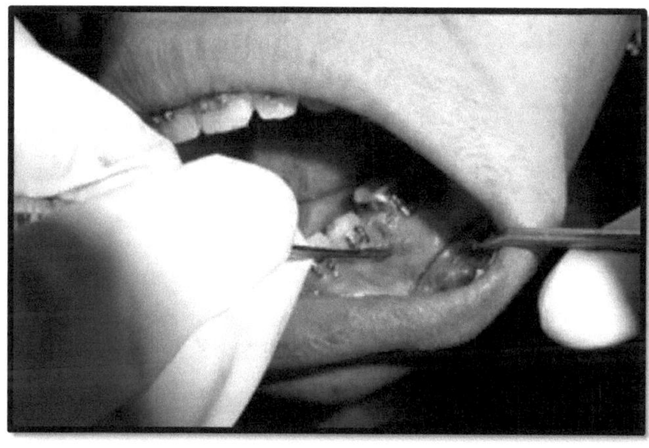

FIG. 18 LOCAL DE OPERAÇÃO PARA OSTEOTOMIA

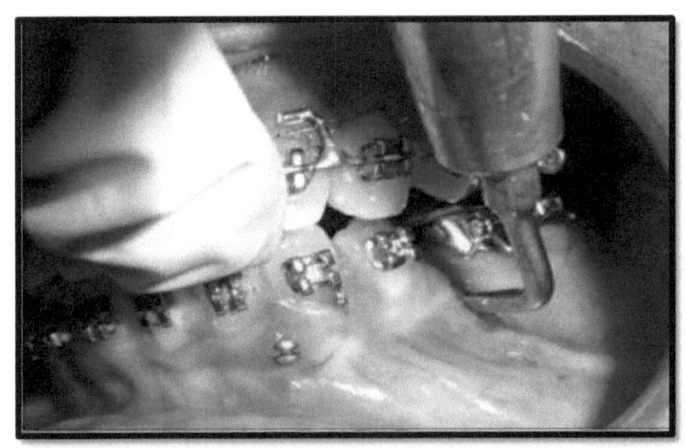

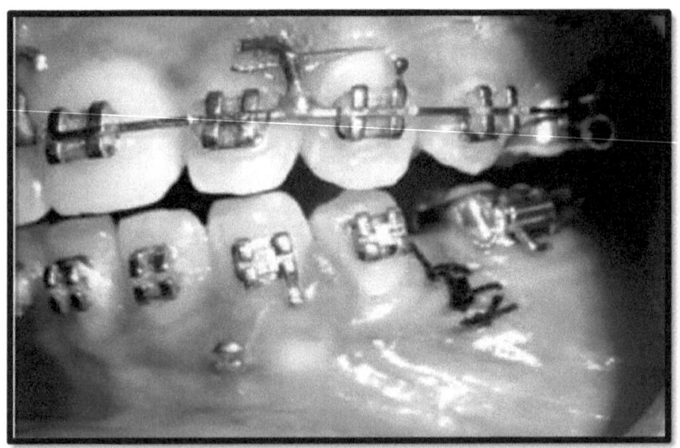

FIG.20 PIEZOCIRURGIA PÓS-OPERATÓRIA

PREPARAÇÃO DO LOCAL DO IMPLANTE

O processo de osteointegração e o resultado final das reabilitações com implantes são negativamente afectados pelo sobreaquecimento durante a preparação do local do implante. Pontas diferentes geram temperaturas diferentes, sendo que as pontas lisas geram a temperatura mais baixa. Existem outros factores que também influenciam o aumento da temperatura, tais como a forma como o corte é efectuado e as caraterísticas particulares do próprio osso. A este respeito, **Heinemann et al (2012)**[57] compararam diferentes dispositivos sónicos e ultra-sónicos com brocas rotativas em partes de maxilares de suínos. Neste estudo, a piezocirurgia apresentou o maior aumento de temperatura, mas, tal como nos outros dispositivos, os osteócitos e o osso trabecular pareciam estar intactos.

Como nova técnica, a preparação do local do implante pode ser efectuada com um conjunto especificamente concebido de inserções de piezocirurgia. A preparação piezocirúrgica do local de implantação permite o alargamento seletivo de apenas uma parede do alvéolo. Esta técnica é designada por Vercellotti como "preparação diferencial do alvéolo cirúrgico por ultra-sons"[1,6].

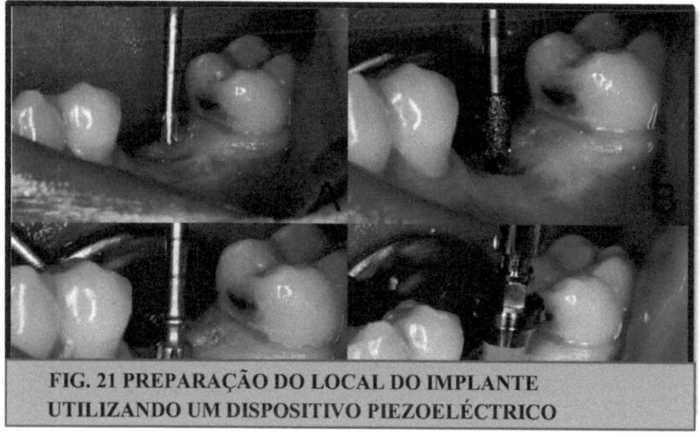

FIG. 21 PREPARAÇÃO DO LOCAL DO IMPLANTE UTILIZANDO UM DISPOSITIVO PIEZOELÉCTRICO

✚ DIVISÃO DO REBORDO ALVEOLAR

As alternativas à técnica de divisão do rebordo alveolar são os enxertos ósseos onlay, a regeneração óssea guiada e a osteogénese por distração horizontal. As principais desvantagens dos enxertos ósseos onlay são a invasividade, a presença de um local doador adicional relacionado com a necessidade de colheita de osso e a reabsorção consistente que o osso enxertado sofre em ligação com o local doador escolhido. Os principais problemas da regeneração óssea guiada são o risco de exposição e colapso das membranas e o risco de reabsorção que o material de enxerto encontra quando a membrana é removida. Os procedimentos clássicos de divisão do rebordo envolvem cinzéis de osso afiados e serras rotativas ou oscilantes. Os cinzéis são introduzidos no osso através de golpes precisos e suaves com um martelo. Este processo é moroso e exige uma capacidade técnica difícil de aprender. As serras rotativas são mais rápidas, mas os tecidos moles, como a língua, a bochecha ou os lábios, podem ser afectados durante a preparação das incisões ósseas e os dentes adjacentes também dificultam a operação. As incisões verticais requerem mais esforço e cuidado com estas técnicas, mas não são um problema com a cirurgia piezoeléctrica; o procedimento de crista dividida sem o risco de termoneurose óssea, e também acarreta um risco reduzido de danos nos tecidos moles adjacentes. Não há risco de lesão dos tecidos moles e qualquer incisão óssea horizontal ou vertical pode ser efectuada facilmente sem danificar as estruturas adjacentes. O efeito da cavitação limpa a área de trabalho e melhora a visibilidade[1,6].

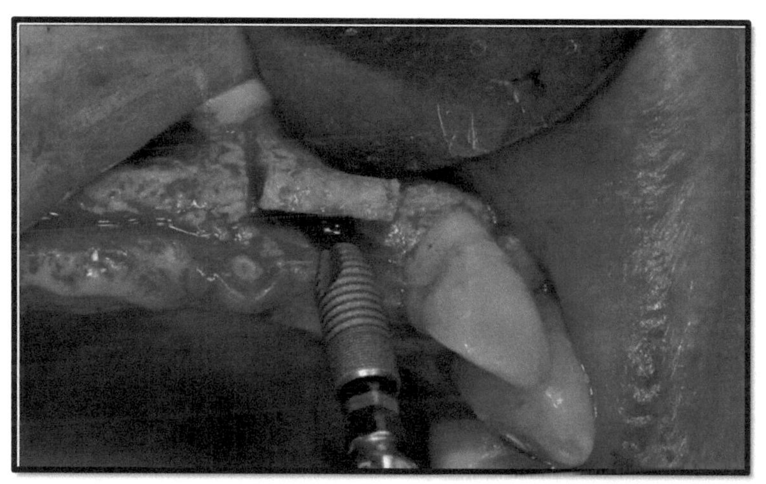

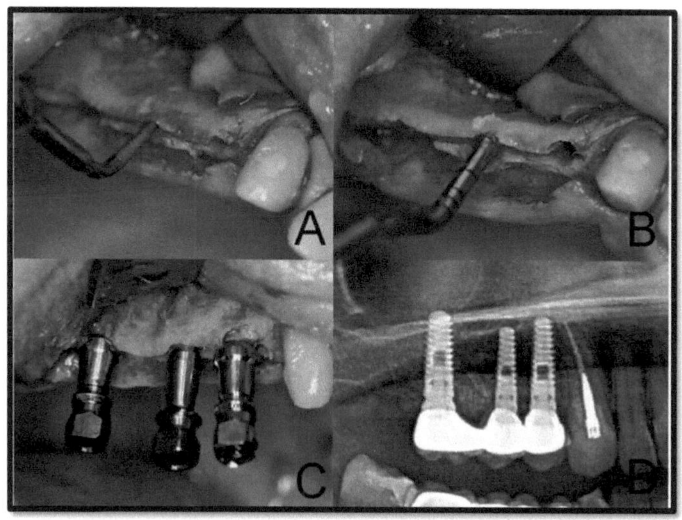

FIG. 22 DIVISÃO DO REBORDO EFECTUADA COM PIEZOCIRURGIA

ELEVAÇÃO DO PAVIMENTO DO SEIO

Em pacientes edêntulos com volume ósseo insuficiente e, por conseguinte, altura reduzida da crista alveolar, a elevação do pavimento do seio maxilar é frequentemente a solução mais adequada para preparar um local dador suficiente para a inserção de implantes. A elevação do pavimento do seio maxilar para criar um local adequado para os implantes é comum. Um risco é a danificação da membrana Schneideriana, que pode ocorrer quando se efectua uma osteotomia com brocas ou quando a membrana é elevada com elevadores manuais. A osteotomia óssea piezoeléctrica corta o tecido mineralizado sem danificar a membrana e permite uma separação fácil. Embora a janela lateral seja provavelmente o método mais utilizado, foram descritas outras técnicas, incluindo a abordagem a partir da crista e do lado palatino. [1,6,40]

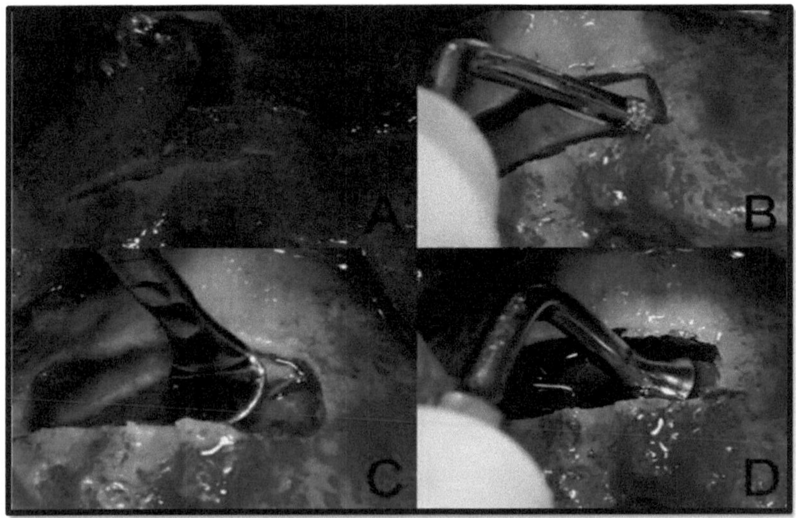

FIG. 23 ELEVAÇÃO DO PAVIMENTO DO SEIO

LATERALIZAÇÃO DO NERVO ALVEOLAR INFERIOR

Num estudo realizado em cadáveres por Gowgiel, "a distância entre o bordo lateral do feixe neurovascular e a superfície externa da placa vestibular era normalmente de meio centímetro nas regiões molar e pré-molar".

Manter o nervo alveolar inferior intacto é essencial para a qualidade de vida do paciente. A localização do nervo alveolar inferior pode variar distintamente na mandíbula edêntula. A localização na camada horizontal parece ser bastante estável. Isso explica a remoção de dentes do siso profundamente impactados, que muitas vezes estão localizados próximos ao nervo alveolar inferior, bem como a lateralização do nervo alveolar inferior. Este procedimento é uma alternativa à técnica de aumento se os implantes forem planeados num maxilar edêntulo. Os danos neurossensoriais área inervada do alveolar inferior podem ser um efeito adverso da osteotomia sagital bilateral. Para avaliar a sensibilidade do lábio inferior e do mento após a osteotomia sagital bilateral da mandíbula em 20 pacientes utilizando a cirurgia piezoeléctrica, os cirurgiões maxilofaciais de Lyon mostraram que o nervo alveolar inferior não foi afetado em todos os casos, embora não tenha havido comparação com a técnica padrão para a osteotomia sagital bilateral. Estes resultados confirmaram os achados de **Metzger et al (2006)**[56] que compararam a utilização de dispositivos piezoeléctricos com brocas convencionais em tecidos moles e duros para endireitar ou transpor o nervo alveolar inferior em ovelhas. Bovi relatou a mobilização do nervo alveolar inferior com a inserção simultânea de implantes. Ambos os estudos relataram menos danos nos tecidos moles, particularmente no tecido neurovascular, quando se utiliza um dispositivo piezoelétrico do que os métodos convencionais[1,6,40].

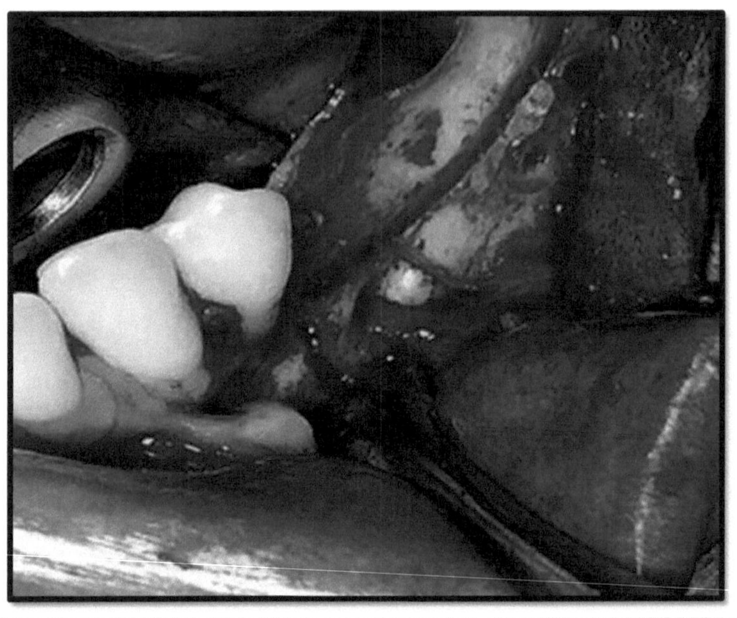

FIG.24 LATERALIZAÇÃO DO NERVO ALVEOLAR INFERIOR

DIVISÃO DE OSSOS

Foi feito um estudo piloto para apresentar uma nova técnica cirúrgica, bisturis de energia piezoeléctrica de frequência modulada, para permitir a expansão do rebordo e a colocação de implantes em cirurgia de fase única em posições que não eram anteriormente possíveis com qualquer outro método. Uma avaliação cuidadosa do local quando reaberto após 3 meses revelou que o rebordo estava mineralizado e estabilizado com uma espessura de 5 mm e os implantes estavam osseointegrados.[15,18]

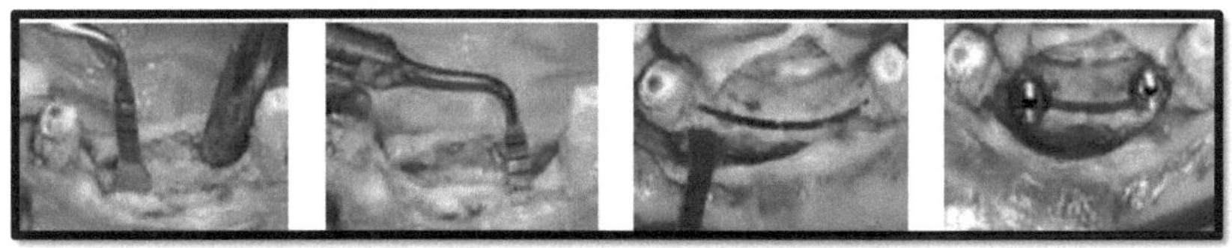

FIG. 25 FRACTURA ÓSSEA

COLHEITA DE BLOCOS ÓSSEOS E ENXERTOS ÓSSEOS

Foi realizado um estudo in vivo para descrever a eficácia e segurança da cirurgia piezoeléctrica durante a extração óssea intra-oral da maxila anterior. Este dispositivo não causa lacerações ou queimaduras nos tecidos moles durante a osteotomia. Produz menos vibração e ruído porque utiliza microvibrações em contraste com a macrovibração e o ruído extremo que ocorre com brocas ou serras cirúrgicas[15,18].

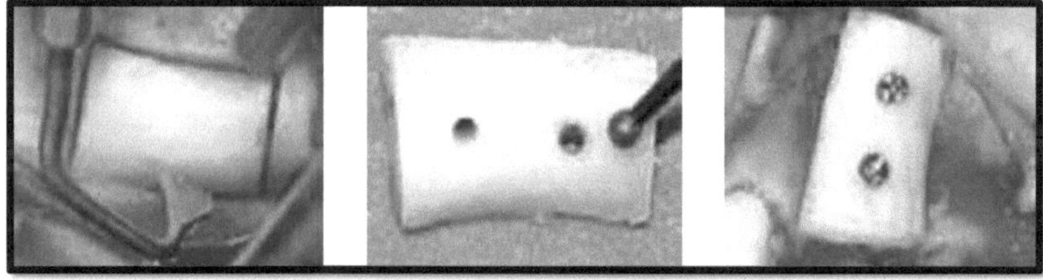

FIG. 26 BLOCO DE OSSO

APLICAÇÃO DE PIEZOCIRURGIA EM PERIODONTOLOGIA

RASPAGEM E ALISAMENTO RADICULAR

O aparelho de piezocirurgia é utilizado para remover cálculos supragengivais e subgengivais, bem como manchas nos dentes. Descobriu-se que o emprego da cavitação por si só, sem o toque da ponta vibratória, é insuficiente para remover o cálculo; é necessário o contacto direto entre a ponta vibratória e o cálculo. O scaler ultrassónico piezocirúrgico, ajustado para a função On/Mode Periodontics (ROOT), com as pastilhas PS1 e PP1, é utilizado para a remoção de depósitos em todas as superfícies dentárias durante 15 segundos a uma potência média de dois. Foram utilizados movimentos paralelos, com cursos de trabalho perpendiculares ao eixo do dente.

Busslinger et a (2001) realizaram um estudo para comparar dispositivos magnetostrictivos e piezoeléctricos e encontraram uma diferença substancial no tempo necessário. As imagens de MEV após a instrumentação foram utilizadas para comparar os quatro grupos. O exame SEM da rugosidade da superfície do dente revelou que o grupo C100 tinha uma superfície mais lisa do que o grupo C200 e que o grupo P100 tinha uma superfície mais lisa do que o grupo P200, embora a diferença não fosse significativa. A diferença entre os grupos C200 e P200 foi estatisticamente significativa. De acordo com Santosetal31 , não houve alterações nos resultados da MEV do dispositivo magnetostrictivo e piezoelétrico.[23]

CURETAGEM

Em comparação com as ferramentas manuais, um dispositivo de piezocirurgia é utilizado para o desbridamento do revestimento epitelial da parede da bolsa, resultando em micro cauterização e remoção do cálculo radicular, empregando pontas cónicas finas com uma definição de potência ajustada.[23]

ALONGAMENTO DE COROAS CLÍNICAS

A elevação de um retalho de espessura total, a realização de uma ostectomia com instrumentos manuais, a osteoplastia com uma broca para o recontorno da arquitetura óssea da crista, a remoção do osso perirradicular, o aplainamento da raiz e, por fim, a restauração do retalho numa posição apical fazem parte da abordagem cirúrgica convencional. O procedimento de alongamento da coroa é efectuado com piezocirurgia para uma redução óssea bem sucedida, mantendo a integridade da superfície da raiz. Um estudo clínico controlado de boca dividida foi conduzido por **Dayoub ST et al (2019)** para avaliar os resultados clínicos de um método minimamente invasivo sem retalho versus uma abordagem de retalho aberto no alongamento estético da coroa para o tratamento do sorriso gengival até três meses após a cirurgia óssea piezoeléctrica. O estudo demonstrou que a utilização da piezocirurgia na ressecção óssea é bem sucedida com ambas as técnicas cirúrgicas e resultou num aumento considerável do comprimento da coroa clínica em comparação com a linha de base. Concluíram que a abordagem minimamente invasiva sem retalho e a piezocirurgia oferecem alternativas aos procedimentos tradicionais de alongamento estético da coroa.[23]

CIRURGIA DE RESSECÇÃO

Em comparação com outros instrumentos, o dispositivo de piezocirurgia é benéfico na cirurgia periodontal. Depois de o retalho primário ser levantado durante a cirurgia ressectiva, o dispositivo torna mais simples acompanhar o retalho secundário e remover o tecido de granulação inflamatório. Este processo resulta numa pequena hemorragia, mas ao aplicar a vibração ultra-sónica adequada, a hemorragia é evitada.[23]

VANTAGENS DA CIRURGIA ÓSSEA PIEZOELÉCTRICA

- o Corte preciso e seguro.
- o Corte seletivo e invasão operatória mínima.
- o Maior controlo do dispositivo cirúrgico.
- o Local da cirurgia sem hemorragia.
- o Processo de regeneração e cicatrização óssea mais rápido.
- o Sem risco de enfisema.
- o Diminuir a dor pós-operatória.
- o Redução do stress traumático.
- o Facilidade de utilização.
- o Sem sobreaquecimento.
- o Corte e limpeza eficazes.

DESVANTAGEM DA CIRURGIA ÓSSEA PIEZOELÉCTRICA

- o O corte de ossos densos pode demorar quatro vezes mais tempo do que com o corte rotativo.
- o Caro
- o Sensível à técnica.
- o Quebra frequente da ponta.

INDICAÇÃO DE CIRURGIA ÓSSEA PIEZOELÉCTRICA

1. **Implantologia:**

a. Preparação do alvéolo do implante

b. Fratura e expansão do rebordo alveolar

c. Recontorno da crista alveolar

d. Reposição do nervo mental

e. Osteogénese de distração seguida de colocação de implantes

f. Para a recuperação de implantes de lâminas

g. Para a colocação do implante

h. Para a colheita de enxertos em bloco

2. **Cirurgia de enxerto ósseo do seio maxilar:**

a. Preparação da janela óssea com abordagem lateral

b. Dissecção atraumática da mucosa sinusal.

c. Elevação do pavimento do seio interno

3. **Procedimentos de tratamento periodontal**:

a. Raspagem supragengival e subgengival e planeamento radicular

b. Lavagem da bolsa periodontal

c. Alongamento da coroa

d. Desbridamento de tecidos moles

e. Cirurgias reparadoras e regenerativas

CONTRA-INDICAÇÃO DA CIRURGIA ÓSSEA PIEZOELÉCTRICA

1. Implantes eléctricos, como pacemakers, quer no doente quer no médico.

2. Certas doenças sistémicas, como doenças cardiovasculares, diabetes e doenças ósseas ou em doentes submetidos a radioterapia, podem dificultar a cirurgia de implantes dentários.

3. Alterações que podem ou não estar relacionadas com doenças sistémicas, estrutura óssea e vascularização. Verificar a estrutura óssea e a condição vascular saudável do paciente são elementos fundamentais para uma boa integração e cicatrização.

4. Comportamentos como o tabagismo e o consumo excessivo de álcool.

LIMITAÇÕES:

1. Este tipo de procedimento requer destreza e um toque suave, bem como uma curva de aprendizagem diferente.

2. Um aumento da pressão de trabalho acima de um determinado limiar abafa as vibrações da pastilha, a energia em calor. Por conseguinte, a utilização de uma peça de mão de piezocirurgia a uma velocidade mais elevada e a uma pressão mais baixa é o método mais eficaz.

3. Aumento do tempo de operação em comparação com as ferramentas de corte tradicionais.

4. As dificuldades encontradas nos locais de osteotomias mais profundas devem-se à falta de inserções com comprimento e espessura adequados para evitar o aumento da pressão da mão e impedir a microvibração da inserção.

5. As inserções desgastam-se rapidamente, pelo que se recomenda que não sejam feitas mais de dez utilizações numa cirurgia óssea, uma vez que o calor descontrolado pode quebrar ou danificar os tecidos.

CONCLUSÃO

O dispositivo piezocirúrgico é seguro e eficaz para trabalhar os tecidos ósseos. Principalmente em implantologia dentária, a utilização deste dispositivo facilita o trabalho dos dentistas e proporciona conforto aos pacientes.[33] A piezocirurgia pertence à categoria de instrumentos que transformam operações críticas em procedimentos simples e exequíveis. Efetivamente, cirurgias realizadas em áreas de difícil acesso passam a ter menor risco para os tecidos moles e neurovasculares. A aplicação da cirurgia piezoeléctrica é uma excelente ferramenta para lidar com condições delicadas ou comprometidas dos tecidos duros e moles com menos risco para o doente. O mínimo de danos acidentais nas estruturas adjacentes de tecidos moles permite uma abordagem cirúrgica segura e delicada, particularmente em estruturas ósseas finas e frágeis. O tempo ligeiramente mais longo necessário se a ferramenta piezoeléctrica for utilizada para cortar volumes ósseos grandes ou extensos é aceitável, tendo em conta as vantagens globais de um corte preciso. No que diz respeito aos actuais e futuros conceitos cirúrgicos minimamente invasivos e inovadores, a cirurgia piezoeléctrica oferece uma vasta gama de novas possibilidades para a realização de osteotomias personalizadas para reconstrução óssea e colocação de implantes inteligentes.[17]

As vantagens da cirurgia piezoeléctrica são a proteção dos tecidos moles, a melhor visualização do campo cirúrgico, a redução do ruído e da vibração, a redução do stress e do medo do doente, a redução da hemorragia e o aumento do conforto para o trabalho do cirurgião. A sua utilização está a aumentar, bem como as áreas de aplicação.[14]

A unidade de ultra-sons permite a remoção precisa do osso com um risco mínimo de lesão dos tecidos moles subjacentes. Permite um resultado cirúrgico bem sucedido e sem complicações para um cirurgião menos experiente, o que pode ser especialmente benéfico para a preparação da membrana de Schneider durante o procedimento de elevação do seio maxilar ou para a deslocação ou preparação do nervo alveolar inferior. Não só proporciona uma invasão operatória mínima, como também diminui a dor pós- intervenção e reduz o stress traumático, para não falar de menos hemorragia intra e pós-operatória.[13]

Periodontia, Implantodontia e diversos procedimentos cirúrgicos orais, tornando esta unidade uma ferramenta altamente eficaz na prática clínica. A habilidade e o treinamento do profissional para sua utilização também devem ser levados em consideração, pois a técnica requer um tempo cirúrgico maior em relação ao uso de serras rotativas e oscilantes convencionais.[11]

Quando comparada com os dispositivos rotativos tradicionais, a aplicação de ultra-sons em tecidos duros é considerada um procedimento lento. Porque requer capacidades cirúrgicas especializadas associadas a uma certa curva de aprendizagem. Quando comparada com os procedimentos convencionais e os tecidos moles, a piezocirurgia é uma abordagem avançada e conservadora. Porque o dispositivo corta o osso com precisão, podem ser evitados danos significativos nos nervos e são concebíveis operações minimamente invasivas. A utilização da ponta fina permite um corte curvo e proporciona uma oportunidade para uma nova técnica de osteotomia. **Previsibilidade,** menos **dor pós-operatória** e maior **adesão dos doentes** são os três **P's** da **piezocirurgia.**[23]

A piezocirurgia é uma técnica cirúrgica relativamente nova, que pode ser utilizada numa variedade de procedimentos cirúrgicos para complementar os procedimentos cirúrgicos orais tradicionais e, em alguns casos, substituir os procedimentos tradicionais. Também se verificou que tem efeitos adicionais relativamente à cicatrização óssea, hemorragia intra-operatória mínima, etc., e parece ser mais eficiente nas primeiras fases da cicatrização óssea.

Para além das suas limitações, quando utilizado com a sua frequência e potência variáveis, serve de plataforma para uma gama de aplicações em periodontologia, implantologia e vários outros procedimentos cirúrgicos orais, tornando-o uma ferramenta altamente eficaz na prática clínica.[18]

Em conclusão, o dispositivo piezoelétrico tem as seguintes vantagens

 Redução das perfurações da membrana sinusal

 Melhor visibilidade do local da cirurgia

 Redução da hemorragia intra-operatória

 Redução do trauma no local da cirurgia

 O dispositivo piezoelétrico tem mais melhorias nos próximos anos; este instrumento terá muito

de aplicação clínica no domínio dentário. Por exemplo, a gestão de seios maxilares pneumatizados, a perfuração de membranas, a eliminação de bolsas, etc., resultam numa cirurgia mais bem sucedida e sem complicações [44].

BIBLIOGRAFIA

1. **Aly LA.** Cirurgia piezoeléctrica: Aplicações em cirurgia oral e maxilofacial. *Future Dental Journal. 2018 Dec 1;4(2):105-11.*

2. **Giraud JY, Villemin S, Darmana R, Cahuzac JP, Autefage A, Morucci JP**. Corte do osso. *Clin Phys Physiol Meas 1991;12(1):1-19.*

3. **Eriksson AR, Albrektsson T, Albrektsson B.** Calor causado pela perfuração de osso cortical. Temperatura medida in vivo em pacientes e animais. *Ata Orthop Scand 1984;55(6):629-31.*

4. **Schwieger K, Carrero V, Rentzsch R, Becker A, Bishop N, Hille E, et al**. Abrasive water jet cutting as a new procedure for cutting cancellous bone-in vitro testing in comparison with the oscillating saw. *J Biomed Mater Res B Appl Biomater 2004;71(2):223-8.*

5. **Lee SJ, Park KH.** Energia ultra-sónica em cirurgia endoscópica. *Yonsei Med J 1999; 40:545- 549.*

6. **Mudda JA, Wagh PP, Patil VA.** Piezosurgery-Precision in Periodontics and Oral Implantology (Piezocirurgia-Precisão em Periodontia e Implantologia Oral).

7. **Hema Seshan, Kranti Konuganti, e Sameer Zope** Piezosurgery in periodontology and oral implantology. *Indian Soc Periodontol. 2009 Set-Dez; 13(3): 155-156.*

8. **Biesaga L, Grzesiak-Janas G, Janas A.** Cirurgia piezoeléctrica. *Por Stomatol 2010; 10: 353-5.*

9. **Bhagat M, Tapashetti R, Fatima G, Bhutani N.** Piezosurgery in periodontics. *Galore Int J Health Sci Res. 2020;5(1):121-9.*

10. **Georg Eggers, Johannes Klein, Julia Blank, Stefan Hassfeld.** Piezosurgery: Um dispositivo de ultra-sons para cortar osso e a sua utilização e limitações na cirurgia maxilofacial. *Br J Oral Maxillofac Surg 2004; 42: 451*

11. **Cardoni A.** Melhorar a implantologia oral com ultra-sons de potência. *IEEE Trans Ultrason Ferroelectr Freq Control 2010;57:1936-42.*

12. **Crosetti E, Battiston B, Succo G.** Piezosurgery in head and neck oncological and reconstructive experience on surgery: 127 casos. *pessoal Ata Otorhinolaryngol Ital 2009; 29: 19.*

13. **Labanca M, Azzola F, Vinci R, Rodella LF**. Cirurgia piezoeléctrica: Vinte anos de utilização.

Br J Oral Maxillofac Surg 2008; 46: 265-9.

14. **Thomas J.** Cirurgia Óssea Ultrassónica Piezoeléctrica: Benefícios para a Equipa Interdisciplinar e para os Pacientes. *Dentistry India 2008; 2: 20-4.*

15. **Muralidaran G, Nagarathna DV, Bharadwaz N. Peizocirurgia:** Dos princípios básicos à sua aplicação em implantologia.

16. **Carranza, Fermin A., e Michael G.** Newman, eds. Clinical periodontology. *WB Saunders Company, 1996.*

17. **Leti Acciaro A, Lando M, Starnoni M, Giuca G, Adani R.** Cirurgia óssea piezoeléctrica.

Visão geral das aplicações e prova de viabilidade na cirurgia plástica e da mão. *Indian Journal of Orthopaedics. 2021:1-7.*

18. **Thomas M, Akula U, Ealla KK, Gajjada N. Piezosurgery:** Uma bênção para a periodontia moderna. *Jornal da Sociedade Internacional de Odontologia Preventiva e Comunitária. 2017 Jan 1;7(1):1-7.*

19. **Rashad A, Kaiser A, Prochnow N, Schmitz I, Hoffmann E, Haurer P.** Produção de calor durante diferentes preparações de osteotomia ultra-sónica e convencional para implantes dentários. *Clin Oral Implant Res 2011;22:1361-5.*

20. **Chopra P,** Piezosurgery e as suas aplicações em Periodontologia e Implantologia. *Int J*

Contemp Dent 2011;2:16-24.

21. **Niranjani K.** Piezocirurgia e suas aplicações clínicas em Periodontia. *Jornal de Investigação Farmacêutica. 2014;4(1):84-8.*

22. **Mani AM, Marawar PP, Amit S, Dalvi A.** Piezosurgery-a review. *Pravara Medical Review. 2014 Mar 1;6(1).*

23. **Khan S, Khatri M, Bansal M, Rehan M, Tripathi P, Mishra A.** Piezosurgery in periodontology.

24. **Maintz G.** Experiências com animais no estudo do efeito das ondas ultra-sónicas na regeneração óssea. *Strahlentherapie. 1950;82(4):631-638.*

25. **Sapna N, Vandana K.** Ultra-sons em periodontia. *Indian J Dent.2013;2(3):274-277.*

26. **Pande A, Rai P, Shetty D.** Piezosurgery in periodontics: Um novo paradigma para as abordagens tradicionais: Uma revisão. *Int J Appl DentSci. 2021;7(1):154-9.*

27. **Cardoni A.** Melhorar a implantologia oral com ultra-sons de potência. *IEEE Trans Ultrason Ferroelectr Freq Control 2010;57:1936-42.*

28. **Crosetti E, Battiston B, Succo G.** Piezocirurgia na cirurgia oncológica e reconstrutiva da cabeça e do pescoço: experiência pessoal em 127 casos. *Ata Otorhinolaryngol Ital 2009;29:1-9.*

29. **Seshan H, Konuganti K, Zope S.** Piezosurgery in periodontology and oral implantology. *Jornal da Sociedade Indiana de Periodontologia. 2009 Sep 1;13(3):155-6.*

30. **Rahnama M, Czupkałło Ł, Czajkowski L, Grasza J, Wallner J.** O uso da piezocirurgia como um método alternativo de cirurgia minimamente invasiva na experiência dos autores. *Videocirurgia e outras técnicas mini-invasivas. 2013 Dec 4;8(4):321-6.*

31. **Happe A.** Utilização de um dispositivo piezoelétrico para colher enxertos ósseos do ramo mandibular : relato de 40 casos. *Int J Periodontics Dent 2007; 7: 241-9.*

32. **Sohn DS, Ahn MR, Lee WH, et al.** Osteotomia piezoeléctrica de colheita intra-oral de blocos de osso. *Int J Periodontics Restorative Dent 2007; 27: 3-7.*

33. **Magrin GL, Sigua-Rodriguez EA, Goulart DR, Asprino L.** Piezocirurgia em procedimentos de aumento ósseo prévios à cirurgia de implantes dentários: uma revisão da literatura. *The open dentistry journal. 2015;9:426.*

34. **Stübinger S, Stricker A, Berg BI**. Piezocirurgia em implantologia dentária. *Medicina dentária clínica, cosmética e de investigação. 2015 Nov 11:115-24.*

35. **Yang C, Ji J, Lv Y, Li Z, Luo D.** Aplicação de material e dispositivos piezoeléctricos na regeneração óssea, *Nanomaterials 12 (2022).*

36. **Mohammadkhah, M.; Marinkovic, D.; Zehn, M.; Checa, S.** Uma revisão sobre modelagem computacional da piezoeletricidade óssea e sua aplicação à adaptação e regeneração óssea. *Bone 2019, 127, 544-555.*

37. **Tandon, B.; Blaker, J.J.; Cartmell, S.H.** Materiais piezoeléctricos como materiais biomédicos estimulantes e andaimes para reparação óssea.*Ata Biomater. 2018, 73, 1-20.*

38. **Stacchi C, Troiano G, Berton F, Lombardi T, Rapani A, Englaro A, Galli F, Testori T, Nevins M.** Cirurgia óssea piezoeléctrica para elevação do pavimento do seio lateral em comparação com instrumentos rotativos convencionais: Uma revisão sistemática, meta-análise e análise sequencial de ensaios. *Int J Oral Implantol. 2020 Jan 1;13(2):109-21.*

39. **Shubhangini C, Arvina R. Piezo-surgery** in periodontics.*Bioinformation. 2022;18(12):1177.*

40. **Devi S, Swaminathan M, Karthikeyan I, Anitha K** Piezosurgery in Periodontics. *IJOPRD 2015; 5(2):51-55*

41. **Vercellotti T.** Cirurgia piezoeléctrica em implantologia: relato de um caso: uma nova técnica piezoeléctrica de expansão do rebordo. *Int J Periodont Restorat Dent*

2000;20(4):358-365.

42. **Vercellotti T.** Caraterísticas tecnológicas e indicações clínicas da cirurgia óssea piezoeléctrica. *Minerva Stomatol 2004;53(5):207-214.*

43. **Horton JE, Tarpley TM Jr, Jacoway JR.** Aplicações clínicas da instrumentação ultra-sónica na remoção cirúrgica de osso. *Oral Surg Oral Med Oral Pathol 1981 Mar;51(3):236-242.*

44. **Niranjani K.** Piezocirurgia e suas aplicações clínicas em Periodontia. *Jornal de Investigação Farmacêutica. 2014;4(1):84-8.*

45. **Mani M, Marawar PP, Shubhangi A, Dalvi A** Peizocirurgia - Uma *Revisão Paravara Med Rev 2014;6(1)*

46. **Agarwal E, Masamatti SS, Kumar A.** Escalada do papel da piezocirurgia na terapêutica dentária. Jornal de investigação clínica e de diagnóstico: *JCDR. 2014 Oct;8(10).*

47. **Filo K, Sehneider T, Locher MC, kruse AL, Lubbers HT.** A alça do nervo inferior em

o forame mental e suas implicações para a cirurgia. *J Am Dent Ass. 2014;145(3):260-69.*

48. **Rashad A,Kaiser A, Prochnow N, Schmitz I, Hoffmann E , Haurer P**. Produção de calor durante a preparação de diferentes osteotomias ultra-sónicas e convencionais ou implantes dentários. *Clin Oral Implant Res. 2011;22(12):1361-65.*

49. **Chopra P, Chopra P.** Piezosurgery and its applications in Periodontology and mplantology. *Jornal Internacional de Medicina Dentária Contemporânea. 2011;2(4): 16-24.*

50. **Troedhan A, Mahmoud ZT, Wainwright M, Khamis MM, Troedhan A, Mahmoud ZT, Wainwright M, Khamis MM.** Corte de osso com brocas, brocas, lasers e piezótomos: uma revisão sistemática abrangente e recomendações para o clínico. *Int J Oral Craniofac Sci. 2017 Ago;3(2):20-33.*

51. **Möhlhenrich SC, Modabber A, Steiner T, Mitchell DA, Hölzle F (2015)** Geração de calor e desgaste da broca durante a preparação do local do implante dentário: Revisão sistemática. *Br J Oral Maxillofac Surg 53: 679-689.*

52. **Siegel SC, von Fraunhofer JA (1999)** Irrigating solution and pressure effects on tooth sectioning with surgical burs. *Oral Surg Oral Med Oral Pathol Oral Radiol Endod 87: 552-556.*

53. **Rahnama M, Czupkałło Ł, Czajkowski L, Grasza J, Wallner J.** O uso da piezocirurgia como método alternativo de cirurgia minimamente invasiva na experiência dos autores. Videocirurgia e outras *técnicas minimamente invasivas. 2013 Dec 4;8(4):321-6.*

54. **Konuganti K, Seshan H, Zope S, Silvia WD.** Uma avaliação comparativa da capacidade antioxidante total do sangue total utilizando um novo teste de redução do nitroblue tetrazolium em pacientes com periodontite e indivíduos saudáveis: Um ensaio aleatório e controlado. *Jornal da Sociedade Indiana de Periodontologia. 2012 Oct 1;16(4):620-2.*

55. **Jiang Q, Qiu Y, Yang C, Yang J, Chen M, Zhang Z.** Técnicas rotativas piezoeléctricas versus técnicas rotativas convencionais para extração de terceiros molares impactados: uma meta-análise de ensaios controlados aleatórios. *Medicine. 2015 Oct 1;94(41): e1685.*

56. **Metzger MC, Bormann KH, Schoen R, Gellrich NC, Schmelzeisen R.** Transposição do nervo alveolar inferior - uma comparação in vitro entre a piezocirurgia e a utilização de uma broca convencional. *Jornal de implantologia oral. 2006 Feb 1;32(1):19-25.*

57. **Heinemann F, Hasan I, Kunert-Keil C, Götz W, Gedrange T, Spassov A, Schweppe J, Gredes T.** Investigações experimentais e histológicas do osso utilizando duas técnicas diferentes de osteotomia oscilante em comparação com a osteotomia rotativa convencional. *Anais de Anatomia-Anatomischer Anzeiger. 2012 Mar 20;194(2):165-70.*

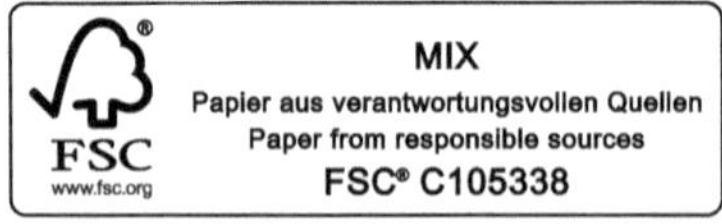

Printed by Books on Demand GmbH, Norderstedt / Germany